新发呼吸道传染病
防 | 控 | 技 | 术 | 问 | 答
——场所卫生与个人防护

中国疾病预防控制中心环境与健康相关产品安全所
组织编写

赵康峰　王先良　主编

人民卫生出版社

图书在版编目（CIP）数据

新发呼吸道传染病防控技术问答：场所卫生与个人
防护/中国疾病预防控制中心环境与健康相关产品安全
所组织编写 . —北京：人民卫生出版社，2020
　ISBN 978-7-117-30102-2

I.①新… II.①中… III.①呼吸系统疾病－传染病
防治－问题解答 IV.①R183.3-44

中国版本图书馆 CIP 数据核字（2020）第 096987 号

| 人卫智网 | www.ipmph.com | 医学教育、学术、考试、健康，购书智慧智能综合服务平台 |
| 人卫官网 | www.pmph.com | 人卫官方资讯发布平台 |

新发呼吸道传染病防控技术问答——场所卫生与个人防护

组织编写：中国疾病预防控制中心环境与健康相关产品安全所
出版发行：人民卫生出版社（中继线 010-59780011）
地　　址：北京市朝阳区潘家园南里 19 号
邮　　编：100021
E - mail：pmph @ pmph.com
购书热线：010-59787592　010-59787584　010-65264830
印　　刷：北京盛通印刷股份有限公司
经　　销：新华书店
开　　本：889×1194　1/32　印张：3
字　　数：51 千字
版　　次：2020 年 7 月第 1 版　2020 年 7 月第 1 版第 1 次印刷
标准书号：ISBN 978-7-117-30102-2
定　　价：26.00 元

打击盗版举报电话：010-59787491　E-mail：WQ @ pmph.com
质量问题联系电话：010-59787234　E-mail：zhiliang @ pmph.com

新发呼吸道传染病防控技术问答
——场所卫生与个人防护
编写委员会

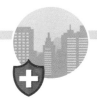

编委会主任

施小明　王　林

编委会副主任

徐东群　姚孝元　沈　婵　张流波

主编

赵康峰　王先良

编委（按姓氏笔画排序）

王　姣	王　哲	王先良	王妍彦	王佳奇	叶　丹
刘　航	闫　旭	孙惠惠	李　莉	杨正雄	应　波
沈　瑾	张　伟	张宇晶	张宝莹	陈　钰	赵康峰
顾　雯	梁　辰	董　兵	鲁　波	潘力军	樊　琳

前言

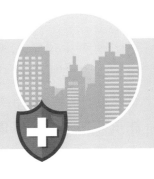

　　人类社会与传染病的斗争一直在持续。进入 21 世纪,伴随着全球气候变暖、生态环境进一步恶化、人口密度增加,以及国际交流日益频繁,传染病流行特点已发生了明显改变,地区性、季节性和人群分布典型流行病学特征被打破,以严重急性呼吸综合征、人感染 H7N9 禽流感、新型冠状病毒肺炎(以下简称为"新冠肺炎")等为代表的新发传染病不断出现。其中,2019 年末暴发的新冠肺炎疫情迅速在全球传播,我们已经面临更加严峻的传染病疫情防控挑战。

　　重大传染性疾病是全人类的敌人,无论是发达国家还是发展中国家,都面临同样的威胁。全世界人民应携手共享经验、共抗疫情。此次新冠肺炎疫情系由新型冠状病毒引起,主要经空气飞沫和接触传播,人群普遍易感,疫情防控难度大。中国在疫情暴发后的 100 余天基本阻断本土疫情的继续传播,成功遏制了疫情蔓延,积累了丰富实战经验。抗疫无国界,在全球疫情暴发的危急时刻,中国将抗击疫情的经验与国际社会分享。其中,注重并加强对重点场所和重点人群的卫生防护便是本次疫情应对最宝贵的"中国经验"之一。重点场所(如社区、办公室、公共交通工具、养老机构、医院、学校、建筑工地、商场、超市、农贸市场等)由于人员流动性强,彼此之间近距离接触机会大,且容易发生人员聚集,具有较高的感染扩散风险,此类场所属于新冠肺炎疫情防控的重点和难点,老年人、保洁员、服务员等人群发生的聚集性疫情较多,属于重点人群。中国针对上述重点场所采取了加强场所通风换气、净化环境、公用设施消毒,针对重点人群给予了特别关注,同时要求公众佩戴口罩、加强手卫生等个人防护措施作为切断病毒传播途径的措施,成效明显。

面对新发呼吸道传染病频发的态势,我们需要时刻保持警惕。为此,中国疾病预防控制中心环境与健康相关产品安全所组织专家编写《新发呼吸道传染病防控技术问答——场所卫生与个人防护》一书。全书甄选解答了 100 个常见技术问题,分为基础篇、场所卫生篇和个人防护篇 3 部分,其中基础篇共有 17 个技术问答,主要涉及新发呼吸道传染病及其防控基础性知识和技术原理;场所卫生篇共有 49 个技术问答,主要为如何在重点场所开展环境卫生清洁与消毒、加强室内通风换气、减少人员聚集、安全运营等；个人防护篇共有 34 个技术问答，主要是对重点人群包括居家人员、办公人员、学生、幼儿、医务人员、出租车司机、售货员、地铁安检人员、乘客等的个人防护关键技术。

篇幅所限，本书的 100 个问题对于解答新发呼吸道传染病的发病、流行特点以及防控要求来讲，显然不够充分。与疫情有关的防控技术及要求也在不断发展变化中，未来还有许多工作需要去做。在此，希望和大家广泛交流，共同探讨，为预防和控制重大传染病疫情贡献力量。由于编写时间仓促，对于书中的不当和错误之处，诚请批评指正。

本书出版得到了中国疾病预防控制中心的支持和帮助，在此深表感谢。

中国疾病预防控制中心环境与健康相关产品安全所
赵康峰　王先良
2020 年 4 月

目 录

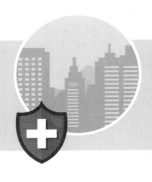

一、基础篇

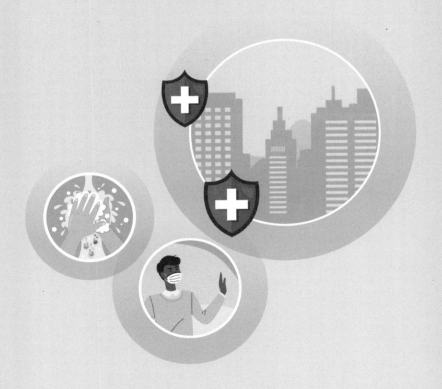

1. 什么是新发呼吸道传染病,这类传染病有什么特点

新发呼吸道传染病是指由新种或新型病原微生物主要通过鼻腔、咽喉、气管和支气管等呼吸道感染并侵入机体引起的传染性疾病。此类传染病暴发初期由于对其病原体(病毒、细菌、支原体、衣原体等)、变异性、中间宿主、传播途径、传播速度、潜伏期、传染性、致病性及人群易感性等缺乏认知,会给病例诊疗与疫情防控工作带来困难,往往造成较大的健康生命损失,也容易引发社会恐慌。

2. 传染病流行的三个要素指的是什么,对于传染病疫情防控有什么意义

传染病在人群中发生、传播和终止的过程称为传染病的流行过程。传染病的流行必须具备传染源、传播途径和易感人群三个基本环节。传染源是指体内有病原体生长、繁殖并能排出病原体的人(包括传染病患者、病原携带者)和动物。传播途径是指病原体由传染源排出,

经过一定的传播方式,传染给新的易感者的过程。呼吸道传染病的主要传播途径是空气传播,病原体会以飞沫、生物气溶胶(主要为失去水分的病原体)和附着于尘埃的方式存在于空气中从而进行传播。易感人群是指对某种传染病缺乏特异性免疫力而容易受感染的人群。控制传染病流行需要通过控制传染源、切断传播途径和保护易感人群来实现。

3. 如何控制新发呼吸道传染病传染源

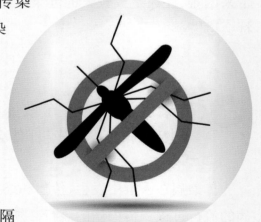

　　新发呼吸道传染病传染源包括传染病患者、病原携带者,以及被感染的动物。对于急性传染病患者要做到"五早",即早发现、早诊断、早报告、早隔离、早治疗;对病原体携带者、被感染的人,以及密切接触者应视具体情况及时开展医学观察、检疫或隔离,亦可进行预防接种与药物

预防;对动物性传染源,原则上采取消灭的办法。

4. 能够切断新发呼吸道传染病传播途径的方法有哪些

　　新发呼吸道传染病最主要的传播途径是经空气飞沫传播,另外可能的传播途径还包括接触传播、粪口及母婴垂直传播等途径。因此,能有效阻断上述传播途径的方法,包括对场所加强通风换气、空气净化、环境卫生清洁、科学实施消毒、倡导良好的个人卫生习惯(打喷嚏或咳嗽时遮挡口鼻、不随地吐痰、及时进行手卫生等)、正确使用防护设备(包括佩戴口罩等)等措施都能够切断新发呼吸道传染病的传播途径。

5. 新发呼吸道传染病疫情期间如何保护易感人群

　　主要在于提高易感人群免疫力。接种疫苗后可使机体获得对抗病原体的特异性主动免疫,这是保护易感人群预防新发呼吸道传染病的根本性的解决措施。但由于疫苗研发需要一定的周期,特别是新发呼吸道传染病暴发初期,无法满足通过接种疫苗来为易感人群提供保护。这就需要通过改善营养、加强身体锻炼等措施以提高机体非特异性免疫力的方式来保护易感人群。

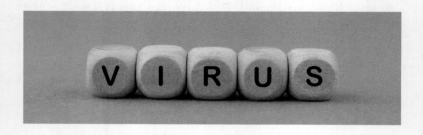

6. 什么是传染病潜伏期,对传染病疫情防控有什么意义

潜伏期是病原体从侵入人体到最早出现临床症状的这段时间,是传染病传染过程中的一个阶段。不同传染病的潜伏期长短不同,但同一种传染病的潜伏期相对固定。通常所说的潜伏期是指平均潜伏期。潜伏期具有传染性是呼吸道传染病常见特点,发现和对潜伏期病例进行管理是传染病疫情防控的一个重要方面。传染病防控中发现潜伏期病例需要通过流行病学调查分析、临床表现和实验室检查综合分析来实现。疫情防控中可以根据潜伏期特点确定对密切接触者的医学观察时间的长短、判断传染源和传播途径,及评估防控措施效果等。

7. 房间开窗通风对防控新发呼吸道传染病起到什么作用

呼吸道传染病最主要的传播途径是经空气飞沫传播。密闭条件下会使得室内空气中的呼吸道传染病病原体积聚,而且密闭太久同时会造成房间内二氧化碳等污染物增多,氧气含量不足。经常通风换气可以为室内注入新鲜空气,稀释室内空气中病原体的数量,从而降低病原体的传播风险,对于新发呼吸道传染病疫情防控具有积极意义。

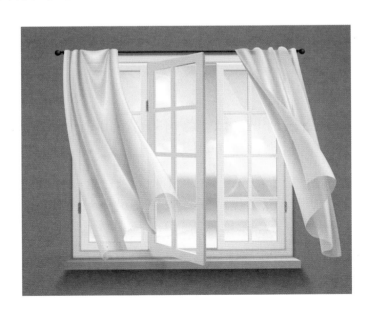

8. 哪些人属于新发呼吸道传染病的高危人群

对于新发呼吸道传染病,由于人群普遍对其缺乏特异性免疫力,因而易受感染,在有效疫苗使用之前,所有尚未被感染的个人都属于易感人群。新发呼吸道传染病疫情期间,医务人员由于工作特点,接触到患者的机会大;老人、孩子,以及糖尿病和高血压等基础性疾病患者、一些岗位人员如快递员、柜台接待、乘务员等,由于他们所从事的工作,以及所处的工作岗位环境特点等原因使他们有较多的机会接触到病原体,受感染机会大,这些人均属于新发呼吸道传染病高危人群。

9. 新发呼吸道传染病疫情期间,佩戴口罩的防护意义是什么

空气飞沫传播是新发呼吸道传染病最主要的传播途径,当患者或病原携带者呼气、咳嗽、打喷嚏、大声说话时,大量含有病原体的黏液飞沫会从鼻咽部喷出。佩戴口罩可以为呼吸道与外环境空气交流中增加一道物

理屏障,患者或病原
携带者佩戴口罩
能够阻止或
减少从鼻咽
部喷出的黏
液飞沫的数
量,可降低
周围人被感
染的风险;疫情
期间健康者佩戴口
罩,能有效过滤吸入空气
中带有病原体的尘埃和飞沫,降低自身感染的风险。

10. 通过手卫生能达到消灭病原微生物吗

　　手卫生包括用水洗手和使用手消毒剂清洁并消毒双手的过程,通过手卫生能够去除手部污物和大部分病原微生物,防止手接触眼、口鼻黏膜引起的接触性感染,是切断传染病传播途径的有效手段之一。平时需要养成良好的手卫生习惯,新发呼吸道传染病疫情期间更需要加强手卫生。

11. 环境卫生整治对于防控新发呼吸道传染病的意义是什么

环境卫生整治包括对与人们生活密切相关的各种场所(街道、社区、居室、商场、车站等)采取加强通风换气、开展环境清洁和疫点消杀、防治有害虫媒等措施,疫情期间开展环境卫生综合整治能够有效切断传染病传播途径,是防控新发呼吸道传染病的有效措施之一。非疫情期,通过经常性的环境卫生整治,能够消除适宜病原体生存的环境(条件),从而遏制病原,以降低传染病发生的风险。

12. 新发呼吸道传染病疫情期间进行清洁消毒的意义是什么

清洁和消毒是一个工作的两个方面,清洁就是通过物理或化学方法降低或去除物品上的污物。消毒指杀死病原微生物(但不一定能杀死细菌芽孢)。新发呼吸道传染病疫情期间进行清洁消毒最直接的目的是清除和减小病原体数量,从而切断传播途径,减小其传播和

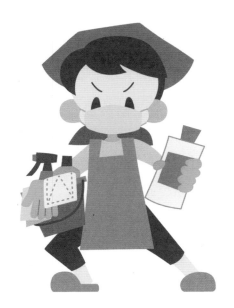

扩散的风险。

13. 消毒剂安全使用需要注意什么

不同消毒剂的适用范围和使用方法不同,为保证使用安全,需注意:

（1）按照不同消毒剂的适用范围,选用合适的消毒剂。

（2）按照具体消毒剂产品说明书,进行稀释,配制成所需浓度的消毒剂使用溶液。

（3）消毒剂应在有效期内使用。

（4）配制和使用消毒剂时均应做好个人防护，在通风处进行，佩戴口罩，面罩和手套以避免吸入呼吸道和接触皮肤或溅入眼睛。

（5）消毒剂与其他清洁产品混用可能影响消毒效果，甚至产生危险，如季铵盐类消毒剂与肥皂或其他阴离子洗涤剂同用会因拮抗作用而降低消毒效果；含氯消毒剂如 84 消毒液与洁厕灵混合，会产生有毒气体，对健康造成危害。应该杜绝不符合规定混合使用消毒剂。

（6）一些消毒剂具有特殊的性质，如醇类消毒剂、过氧化物类消毒剂易燃，含氯消毒剂具有强氧化性和腐蚀性，储存时需要密封后置于阴凉、干燥通风且儿童不易触及处。

（7）外用消毒剂不得口服。

14. 什么是随时消毒，消毒对象有哪些

随时消毒是指有传染源存在时对其排出的病原体可能污染的环境和物品及时进行的消毒，目的是迅速杀灭从机体中排出的病原体，降低其传播风险。随时消毒的对象包括传染病患者的排泄物、呕吐物、分泌物、传染病患者居住过的场所如家庭居室、医疗机构隔离病房、

医学观察场所以及转运工具,以及其所污染的物品包括衣物、被褥、餐(饮)具等。

15. 什么是终末消毒,消毒对象有哪些

终末消毒是指传染源离开有关场所或终止传染状态后所进行的彻底消毒处理,目的是确保消毒处理后的场所及其中的各种物品不再有病原体的存在。终末消毒对象包括传染病患者的分泌物、呕吐物、排泄物等,以及可能被其污染的所有物品和场所。

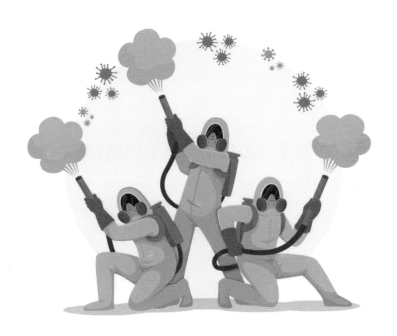

16. 新发呼吸道传染病传播的重点防控场所有哪些

新发呼吸道传染病最主要的传播途径是经空气飞沫传播，人群密集场所(包括商场、影剧院、银行、医院、学校、工厂、办公楼、酒店、写字楼、餐饮场所、监狱、机场、车站、公共交通工具)人流量大、人员流动性强、人与人之间近距离接触机会大，疫情突发和传播扩散风险较大，是疫情防控的重点。另外，老年人、婴幼儿等人群的免疫力较低，对新发呼吸道传染病抵抗力弱，与之相关的养老机构、福利院、托幼机构等场所也同样属于疫情防控的重点场所。

17. 新发呼吸道传染病疫情期间公众应该如何做

合理饮食、适度锻炼、健康(症状)监测；居室勤通风换气；保持环境卫生整洁，不乱扔垃圾；科学消毒；减少人员聚集性活动；乘坐公共交通工具、进入密闭场所时应佩戴口罩，养成及时进行手卫生等良好个人卫生习惯;按照防疫部门提供的科学知识进行疫情应对和防控;出现症状后及时采取隔离观察,隔离期间不外出;配合做好所在社区、单位、学校等进行的疫情防控工作;不信谣、不传谣;保持心态稳定,心理健康。

二、场所卫生篇

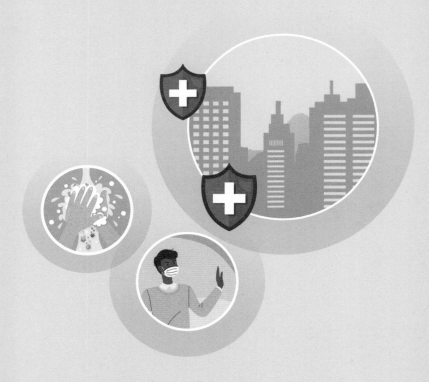

18. 大型社区疫情防控工作要点有哪些

（1）建立应急机制。制订应急预案，成立应急领导工作组，建立应急队伍，进行应急演练，储备应急物资（消毒剂、个人防护用品等）。

（2）加强人员进出管理。小区限制外来人员入内，对进入居民区的所有人员进行基本信息登记和体温测量。

（3）居民健康监测。建立小区居民每日健康监测报告制度，对出现发热、干咳、乏力、鼻塞、流涕、咽痛、腹泻等可疑症状者给予关注并作进一步排查。

（4）环境卫生整治。全小区开展环境卫生整治，加强楼宇通风，保持小区清洁卫生，加强对垃圾分类收集和及时清运，采取措施防治有害病媒等。

（5）清洁消毒。加强对小区重点场所（如公共厕所、电梯间、垃圾点等）和公用设施（扶手、门把手、电梯按钮等）表面的清洁消毒。

（6）健康宣教。通过发放宣传手册、张贴海报、电子屏滚动播放，以及微信公众号和微博推送等形式，宣传疫情防控知识和技术，确保宣传信息社区人口全覆盖。

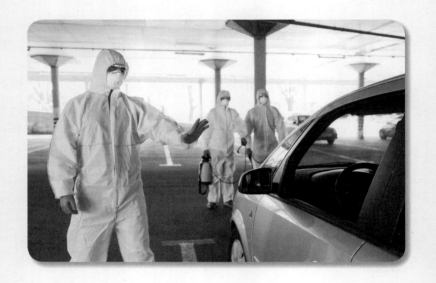

19. **社区出现疑似病例后如何应对**

（1）及时处置疑似病例：社区防疫工作人员指导做好对疑似病例的隔离，并尽快转送定点医院做进一步排查。

（2）对密切接触者进行管理：社区防疫工作人员对疑似病例密切接触者开展追踪排查并实施居家隔离观察，每日随访密切接触者的健康状况，并指导观察对象进行自身症状监测和记录。

（3）进行终末消毒：对发现疑似病例的区域及其接触过的所有公用设施及物品表面进行终末消毒处理，彻底消灭病原体。

20. 疫情期间如何对社区居民进行健康教育和引导

及时将国家发布的有关疫情防控信息、传染病知识,以及个人防护技术制作成宣传手册/海报、科普视频,通过报纸、手机短信、电子邮件、官网、官方微博、微信公众号等发布。新发呼吸道传染病疫情期间特别要对居民不良卫生行为,如外出不按规定佩戴口罩、随地吐痰、乱扔垃圾、多人聚集等进行规劝和引导。

21. 社区餐馆供餐的注意事项有哪些

社区餐馆做好工作人员(含送餐人员)每日体温监测,确保工作人员不能带病上岗。社区餐馆应优先考虑提供送餐上门服务,并为工作人员提供口罩和免洗手消毒剂等防护用品。餐馆工作人员工作时要佩戴口罩,加强手卫生,如果出现发热或者咳嗽等可疑症状,应立即停止工作,并及时就医。餐馆工作场所勤开窗通风,保持环境卫生整洁,加强对餐具的及时消毒。顾客避免在餐馆内用餐,鼓励取餐后打包带走。

22. 居家生活垃圾丢弃的注意点有哪些

居民日常生活垃圾要分类投放;垃圾做好密封包装。新发呼吸道传染病疫情期间使用过的口罩不可随意丢弃,应投放至专门收集袋或垃圾桶;居家隔离人员所产生的垃圾要丢弃至社区内的指定垃圾桶,按照医疗废物进行处理;接触垃圾后要及时洗手。

23. 居家隔离人员用品(如衣物、被褥、餐具等)应如何安全消毒

居家隔离人员用品,如衣物和被褥可以采用日晒或 56℃(132.8℉)浸泡 30 分钟的方式或烘干机中 80℃(176℉)以上烘干 20 分钟,或用含有效氯 500mg/L 的消毒液,如 84 消毒液原液和水按照 1:100 配制浸泡

30 分钟后(注意:84 消毒液可使有色织物褪色),用清水洗净。餐(饮)具,必要时,可采用煮沸不少于 15 分钟或含有效氯 250mg/L 的消毒液中浸泡 30 分钟后再用清水冲洗干净。

24. 哪些居家物品需要消毒,如何消毒

在新发呼吸道传染病疫情期间,若家庭成员身体状况良好,保持家庭环境卫生清洁,桌椅、马桶盖等物体表面每天做好清洁,并定期消毒即可;有客人(身体状况不明)来访后,及时对室内相关物体表面进行消毒,可选择合法有效的消毒剂或消毒湿巾擦拭消毒。若家庭成员中出现病例,在病例离开后,应对居家场所进行终末消毒处理。

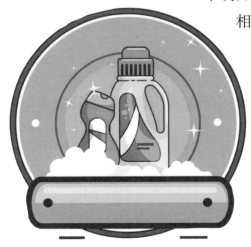

25. 适合家用的含氯消毒液有哪些,如何正确配制和使用

含氯消毒液成分通常包括次氯酸钠、次氯酸钙、二氯异氰尿酸钠、三氯异氰尿酸、次氯酸等。市售最常见的家用含氯消毒液有 84 消毒液,配制方法如下:84 消毒液有效氯含量为 5%(50 000mg/L)左右,若需要含有效氯 500mg/L 的消毒液,可按照 1∶100 的比例进行稀释配制,即 10ml 84 消毒液加 1 000ml 水即可;若需要含有效氯 250mg/L 的消毒液,可按照 1∶200 的比例进行稀释配制,即 10ml 的 84 消毒液加水 2 000ml 即可。

26. 家中出现疑似病例后,需要采取哪些措施

应及时将疑似病例就近送医,就医途中避免与他人近距离接触,尽量使用单享交通工具(救护车、私家车等)前往。在被医疗机构确诊后,应对患者生活居室内进行终末消毒处理。若疑似病例被医疗机构排除确诊,可以不对居家室内采取特别处理。

27. 居家医学隔离期间应采取哪些防护措施

居家隔离期间应住在通风良好的单人房间,避免一切探视。确保室内通风良好。保持室内卫生整洁,个人垃圾单独收集清理。每日进行体温和症状监测,并做好记录。本人和家人均应佩戴口罩,避免与家人的近距离接触,避免外出。注意个人卫生,咳嗽、打喷嚏时应遮挡口鼻,随时进行手卫生。个人衣物单独清洗并定期消毒。对家庭公用设施包括马桶、门把手、水龙头等每日进行消毒。与其他家人分开使用餐(饮)具,对餐(饮)具通过煮沸消毒。若出现症状加剧,应及时报告社区防疫人员,接受进一步的隔离诊治处置。

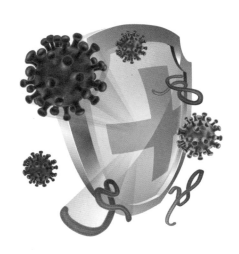

28. 疫情期间对办公场所卫生要求有哪些

（1）加强办公区域包括办公室、走廊、会议室等区域的通风换气，首选自然通风。若使用中央空调，需关闭回风采用全新风方式运行并关闭空调加湿功能，确保新风直接取自室外、进风口清洁、出风口通畅。使用分体空调时，也需要加强通风换气。新风量要满足每人$30m^3/h$。

（2）保持环境卫生整洁，可使用带杀菌消毒功能的空气净化装置，办公区域随时卫生保洁，垃圾及时清运。

（3）增加对公共座椅、扶手、电梯按钮等公共设施表面的清洁消毒。加强对公共卫生间、垃圾桶区域的消毒。

（4）建立应急机制。制订应急预案，成立疫情应急工作组，设置临时隔离区、储备应急物资（包括车辆、防护用品等）。

29. 办公场所的消毒重点有哪些

办公场所人员往来频繁，公共区域接触频繁的物体表面，如门把手、电话、直梯按钮或扶梯扶手等容易滋生病原微生物,是办公场所的重点消毒对象。疫情期间需要对上述物体表面加强日常预防性消毒,可采用含有效氯 250~500mg/L 的消毒液进行擦拭,每日至少一次。

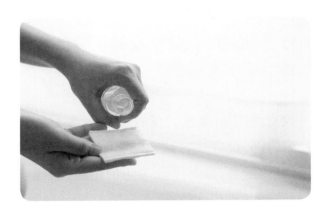

30. 办公场所出现疑似病例如何应对

当办公场所出现发热、乏力、干咳等可疑症状人员时,要及时安排就近就医,在专业人员指导下对其工作活动场所及使用的物品进行消毒处理,对密切接触者开展排查并实施隔离观察措施。

31. 文件、资料、书籍如何消毒

文件、资料、书籍消毒可以考虑用环氧乙烷灭菌柜

进行灭菌处理，也可以考虑在温箱中 80~90℃放置 30
分钟进行消毒处理。

32. 疫情期间对海陆空交通工具防疫设施设备的要求有哪些

（1）设立临时隔离区。在海陆空交通工具的机舱、
车厢、客船后部，设立相对独立的临时隔离区域，并在临
时隔离区域内配备口罩、手套等防护用品，消毒剂、速干
手消毒剂等消毒产品，以及可密封的垃圾桶(袋)。

（2）配备包括防护服、防护镜/防护面罩、手套、口
罩等在内的个人防护用品。

（3）为乘务人员配备手持式体温仪，便于随时监测
乘客体温。

（4）在登机口、登船口、车门处、卫生间等配置速干

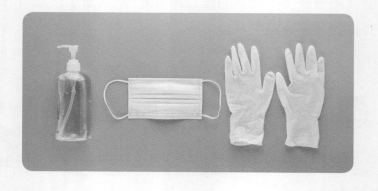

手消毒剂,配备的消毒产品需符合民航、铁路、水路及陆路运输的有关规定要求。

(5)配备用以收集垃圾、污水、污物的垃圾袋和垃圾桶。

33. 疫情期间对口岸入境人员的防控要求有哪些

(1)所有入境人员进行入境健康筛查,填报健康申明,入境行程报备。

(2)从重点疫情发生国及地区来的人员,入境健康筛查无问题情况下,仍然要求执行入境后至少为一个潜伏期时长的隔离观察期。

(3)进行健康监测并报告:入境人员自入境之日起每日早晚两次体温测量,连同其他症状监测结果定时报告给所在地疫情防控部门。

(4)报告重点事件:人员入境后对疫情相关重点事件如所在居住地、单位或学校发现确诊病例、参与疫情处置、患病及就医、出入过疫情处置相关场所(医院、垃圾场等)等均需记录并报告给所在地疫情防控部门。

(5)离境报告:离境前3日报告离境时间和今后3日的行程计划。

34. 乘火车、飞机旅途中发现乘客有可疑症状时，乘务员应如何处置

当发现有乘客出现持续干咳、打喷嚏甚至发热的现象，乘务员应首先确认有症状乘客已佩戴口罩，并尽快将有症状乘客安置于车厢／机舱后部的应急隔离区或远离其他乘客的单独座位就坐，并联系报告就近地区医疗卫生部门，按照疫情防控规定办理。

35. 疫情期间网约车、出租车司机和乘客的防控措施有哪些

（1）运营过程中加强通风换气，保持车内空气流通。

（2）日常情况下，保持车内环境整洁卫生，并采取预防性消毒措施；每次运营结束后，对车身内壁、司

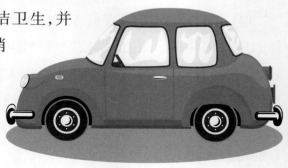

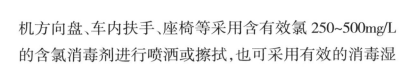

机方向盘、车内扶手、座椅等采用含有效氯 250~500mg/L
的含氯消毒剂进行喷洒或擦拭,也可采用有效的消毒湿
巾进行擦拭消毒处理。

(3) 注意个人防护:运营过程中,司机和乘客均需佩
戴口罩,司机加强手卫生措施,可用有效的含醇速干手
消毒剂随时进行手卫生。

36. 公共交通工具运营中如遇体温升高的乘客,应如何处理

当公共交通工具运营中遇到乘客体温升高,建议引
导该乘客到车厢应急隔离区就坐或与其他乘客距离较
远的单独座位就坐,并劝说该乘客尽快前往定点医院发
热门诊就医等。

37. 疫情期间地铁运营防护措施有哪些

(1) 进行健康监测,车站工作人员确保健康上岗。
对所有乘客进行进站前体温测量,体温异常或有咳嗽等
症状的乘客应拒绝放行入站乘车。

(2) 运营期间实时掌握客流情况,客流量大时(如

早、晚高峰时段）采取乘客限流措施，控制乘车人数。

（3）车站工作人员在岗时应佩戴口罩，乘客需佩戴口罩方可进站乘车。

（4）地铁运营时应加强通风，空调按照最大新风量运行。

（5）地铁运营方保持车厢、站台等环境卫生清洁，垃圾分类收集，及时清运。

（6）提高对车厢、公共厕所、车站扶梯、座椅、电梯门等清洁消毒频次。

（7）车站制订有应急预案，车厢和车站内设立有临时应急隔离区，并设有专人负责疫情应对。

38. 适合公共场所的防控措施有哪些

（1）加大通风换气：通过开窗、空调系统全新风运行等方式，加大公共场所空气流通。使用带杀菌消毒功能的空气净化装置。

（2）加强对工作人员发热等可疑症状监测，避免带病上岗。

（3）生活垃圾要集中分类收集和及时清运，保持环境卫生清洁。

（4）定时对公用设施及物体表面、餐（饮）具、纺织品、垃圾桶,以及受污染的场所进行清洁消毒。

(5)利用循环视频播放、张贴宣传画、发放宣传手册,以及微信、微博等新媒体平台对公众进行健康宣教。

39. 公共场所的重点消毒对象有哪些

(1)物体表面清洁消毒:对高频接触的物体表面(如电梯间按钮、扶手、门把手等),可用含有效氯250~500mg/L 的消毒液进行喷洒或擦拭,也可采用消毒湿巾进行擦拭。

(2)餐(饮)具消毒:餐(饮)具去除残渣、清洗后,煮沸或流通蒸汽消毒 15 分钟,或采用热力消毒柜等,或采

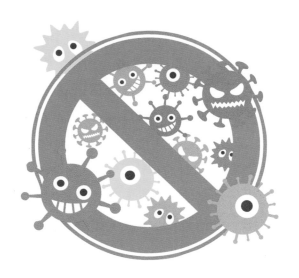

用含有效氯 250mg/L 的消毒液浸泡 30 分钟后冲洗干净。

（3）卫生洁具消毒：卫生洁具可用含有效氯 500mg/L 的消毒液浸泡或擦拭消毒，作用 30 分钟后冲洗干净。

（4）呕吐物清洁消毒：当有人员出现呕吐时，立即用一次性吸水材料加足量消毒剂（如含氯消毒剂）或消毒干巾对呕吐物进行覆盖，清除呕吐物后，再对呕吐物污染过的地面、墙面等进行消毒处理。

40. 疫情期间公共场所的中央空调能不能使用，如果使用要注意些什么

新发呼吸道传染病疫情期间公共场所中央空调应根据空调类别、供风范围、新风取风口位置、冷却水池卫生情况及建筑特点等进行综合评估后确定是否可以使用。使用时应关闭回风，使用最大新风量，加强供风区域的清洁和消毒，采气口及其周围环境必须清洁。运行时建议关闭空调通风系统加湿功能，并加强对风机盘管的凝结水盘、冷却水的清洁消毒。当发现疑似／确诊新发呼吸道传染病病例时应停止使用空调通风系统，对空调通风系统进行消毒和清洗处理，经卫生学评价合格后方可重新启用。疫情期间，建议关闭公共场所中无新风系统的中央空调。

41. 疫情期间对公共卫生间卫生要求有哪些

运行期间保持通风窗口开启。随时保洁,保持地面、墙壁、洗手池清洁,便池无积尿、无积便。确保洗手池、地漏等水封隔离效果。每日上午、下午两次对公共台面、洗手池、门把手、马桶按键、马桶盖等进行消毒,可用含有效氯 500mg/L 的含氯消毒液进行喷洒或擦拭,30 分钟后清水擦拭干净。重点区域公共卫生间消毒频次可适当增加。

42. 疫情期间养老机构卫生防护要求有哪些

(1) 对养老机构中的老人和工作人员进行症状监测,每日实行晨检和晚检,有体温异常或咳嗽、乏力等症状的工作人员不得上岗,对有上述症状的老人进行隔离照看。

(2) 养老机构严格限制人员进出,限制探视人员数量和探视频次,加强人员进出管理。

(3) 居室、活动室、食堂等封闭场所加强通风换气,首选开窗通风,合理使用换风设备。

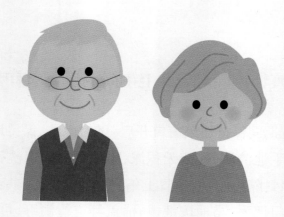

（4）保持养老机构内环境卫生整洁，垃圾及时清运。

（5）对高频率接触的公用设施及物体表面（如电梯间按钮、扶手、门把手等）每日进行消毒。餐（饮）具执行"一人一用一消毒"。

43. 养老机构老年人因其他疾病导致呼吸困难无法正常佩戴口罩时，如何就医

当老年人由于个人原因不能佩戴口罩外出就医，建议尽量联系安排医护人员前往老人住所进行诊疗。老年人抵抗力较差，是新发呼吸道传染病的高危人群，需要特别加强疫情期间的风险防护，尽量选择个体化的医疗服务方式，以降低感染风险。

44. 新发呼吸道传染病疫情期间老年人房间是否可以使用空调

老年人对传染病的抵抗力较差,需要加强个人防护以降低感染风险。新发呼吸道传染病疫情期间老年人的房间尽量不要使用空调系统,特别是在养老院、敬老院等老年人集中的重点场所,为防止新发呼吸道传染病的群发性传播风险,集中空调系统使用前需要进行安全评估,确需使用时,应确保空调全系统符合卫生要求。

45. 疫情期间医疗机构门诊的防控要求有哪些

新发呼吸道传染病疫情期间医疗机构门诊全区域应当保持良好的通风并定时进行清洁和消毒;设置等候区,避免人群聚集;门诊落实预检分诊制度,引导发热患者至发热门诊就诊;合理设置隔离区域,满足疑似或确诊患者就地隔离和救治的需要;实施急诊气管插管等感染性职业暴露风险较高的诊疗措施时,应当按照接治确诊患者的要求采取防护措施。

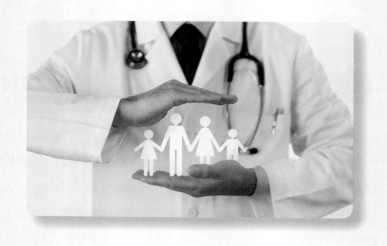

46. 患者污染物（血液、分泌物、呕吐物和排泄物）应如何处理

少量污染物可用一次性吸水材料（如纱布、抹布等）蘸取含有效氯 5 000~10 000mg/L 的含氯消毒液小心移除。大量污染物应使用含吸水成分的消毒粉或漂白粉完全覆盖，或用一次性吸水材料完全覆盖后用足量的含有效氯 5 000~10 000mg/L 的含氯消毒液浇在吸水材料上，作用 30 分钟后小心清除干净。清除过程中避免接触污染物，清理的污染物应有专门容器收集，按医疗废物集中处置。污染物清除后，应及时对污染的物体表面进行消毒。盛放污染物的容器可用有效氯 5 000mg/L 的含氯消毒剂溶液浸泡消毒 30 分钟，然后清洗干净。

47. 患者污染的衣服、被褥应如何消毒处理

无肉眼可见污染物时,可用流通蒸汽或煮沸消毒30分钟,也可以先用含有效氯500mg/L的消毒液浸泡30分钟,然后按常规清洗,也可以采用水溶性包装袋盛装后直接投入洗衣机中,同时在保持500mg/L有效氯含量情况下进行洗涤消毒30分钟。贵重衣物可选用环氧乙烷方法进行消毒处理。

48. 患者使用过的餐(饮)具如何消毒处理

患者使用过的餐(饮)具上可能沾染病原体,需要及时消毒处理。对患者使用的餐(饮)具,清除食物残渣后,煮沸消毒30分钟,也可以用含有效氯500mg/L的消毒液浸泡30分钟后再用清水洗净。

49. 患者的生活垃圾应如何处理

患者产生的生活垃圾中可能含有病原体,处理不当

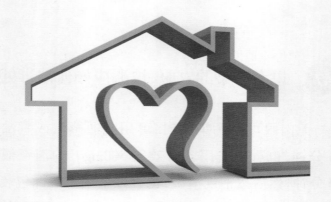

会造成传播和扩散,应使用符合标准的专用垃圾桶(垃圾袋)收集,密封后统一存放,并按照医疗废物处理方法,及时交由专门机构进行处理。

50. 校园环境卫生整治要点有哪些

做到教室、图书馆、会议室、宿舍、食堂、室内运动馆、公共浴室、厕所等重点场所的日常通风换气。保持校园环境卫生整洁,垃圾分类投放,并做到日产日清不堆积。每日对校园重点场所进行消毒,特别加强对垃圾点、公共厕所,以及公用设施如门把手、电梯按钮等的日常消毒,严格食堂餐具消毒。开展多种形式的宣传,动员师生积极参与净化校园环境的爱国卫生运动。

51. 教室、宿舍等人员密集场所，如何预防疫情传播

建立晨检制度和因病缺勤登记制度，确保师生不带病入校。加强教室等场所室内通风换气，采用自然通风或机械通风，保证室内空气流通。对校内公共区域地面、墙壁、电梯等表面，及经常使用或触摸的公共设施及物品，如门把手、水龙头、桌椅、教学教具等进行每日不少于 1 次的消毒处理。师生正确佩戴口罩，倡导"口罩文明"并做好手卫生。

52. 学校及托幼机构如何保证饮用水安全

校内饮用水水质应符合饮用水卫生标准要求，加强饮水水质检测和消毒，提倡饮用水煮沸后饮用。采用自建设施供水或分散式供水的学校，做好水源卫生防护。供水末端使用净水设备，设置专人维护和定期更换滤芯滤材。使用桶装饮用水应定期对饮水机管路和水箱清洗、消毒，并避免将饮水机放置在阳光直射水桶的地方。

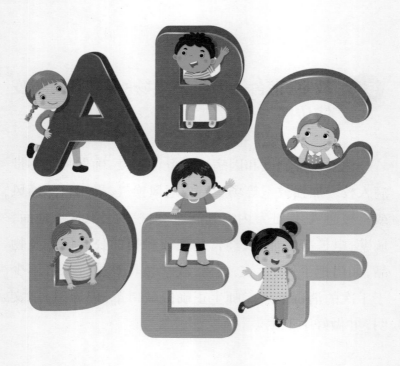

53. **学校公共设施及物品如何清洁消毒**

　　新发呼吸道传染病疫情期间对学校公共设施及物品包括学校内桌椅、实验室台面、门把手、电脑键盘、水龙头、楼梯扶手、宿舍床围栏、教学用具、室内健身器材等需要加强清洁消毒，可采用含有效氯 250mg/L 的消毒液进行擦拭，每日至少一次。卫生间坐便器，应"一人一用一消毒"。公用餐（饮）具用后及时煮沸或以含氯消毒剂溶液浸泡后清洗消毒，做到"一餐一洗一消毒"。

54. 学校内如何安全用餐

食堂等用餐环境保持通风良好,室内空气新鲜。避免集中就餐,改用错时、错峰和分餐的方式。进出食堂需佩戴口罩,领餐排队时人与人间距 1m 以上。用餐时少交流,缩短用餐时间。就餐时尽量自带餐具,公用餐具做到"一餐一洗一消毒"。不随意在餐桌椅和地面丢弃食物残渣。

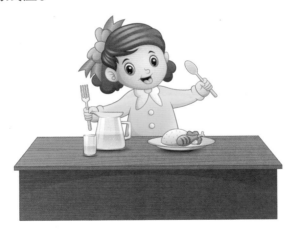

55. 建筑工地的工人往往集中住宿,如何加强防控措施

建筑工地的工人宿舍人员密度较大,彼此近距离接

触造成感染风险较高。疫情期间应做好症状监测。集体宿舍应经常开窗通风,保持卫生整洁,垃圾分类收集并及时清运。对人员频繁接触的宿舍门把手、桌椅、床头等物体表面加强消毒,可用含有效氯 250~500mg/L 的消毒液每日进行擦拭。

56. 建筑工地、工厂车间等人员集中地点应该采取哪些防控措施

建筑工地、工厂车间人员密集且流动性强,彼此近距离接触机会大。新发呼吸道传染病疫情期间应每日对上述场所人员进行体温和其他症状监测,体温异常或有咳嗽、头痛等症状者不应安排上岗。上班过程中人员应佩戴口罩,人员之间保持一定距离和减少聚集,做好手卫生。人员集中地点要进行环境卫生整治,垃圾及时清运;对经常接触的物体表面进行消毒;通过广播或张贴宣传画进行防护知识宣传。

57. 疫情期间监狱卫生防控措施有哪些

制订应急预案,成立疫情应对工作组织,进行防疫

物资储备,开展疫情应对演练。采取全封闭管理,禁止人员探视,严格控制狱警和工作人员外出;实行工作人员和服刑人员健康监测制度;做好口罩、防护服、护目镜、消毒工具、消毒剂等各类防疫物资储备;保证安全的前提下,加强监室内通风换气;监狱区域环境卫生整洁,垃圾及时清运;加强对场所、对高频接触的设施及物品表面,以及餐(饮)具的清洁和消毒;加强对干警、工作人员、服刑人员的个人防护;选择合适的位置设立临时隔离观察区。

58. **商场、超市疫情防控卫生要求有哪些**

(1) 对乘客进行体温筛查,体温测量正常者方可入内。

(2) 加强商场、超市内空气流通,首选自然通风。若使用中央空调,需关闭回风采用全新风方式运行并关闭空调加湿功能,确保新风直接取自室外、进风口清洁、出风口通畅。使用分体空调时,也需要加强通风换气。新风量要满足每人不低于 $10\text{m}^3/\text{h}$。

(3) 控制高峰时段客流量,提供自助购物服务,减少顾客排队付费时间。

(4) 顾客排队付费时,人与人之间保持 1m 以上距离。

（5）随时卫生清洁,购物区域内整洁有序,垃圾及时清运。

（6）加强对顾客公用物品如购物篮、购物车、临时物品存储柜、电梯间按钮、扶手、门把手等表面的清洁消毒。

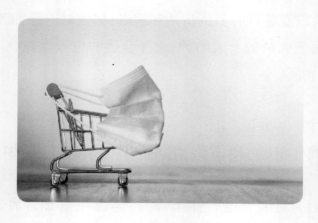

59. 商场、超市内应急隔离区应配置哪些物品

为了应对可能出现的疑似患者,商场、超市应设置应急隔离区。应急隔离区应配备消毒剂、个人防护用品（口罩、一次性手套等）、隔离警戒带等隔离设施、专用的可移动座椅和垃圾存放容器,以及当地的疫情报告材料。

60. 疫情期间农（集）贸市场运营管理要求有哪些

（1）制订应急工作预案，成立工作组织，进行防疫物资（防护口罩、手套、消毒液、防护服等）准备，并对人员进行培训和举办应急演练。

（2）农（集）贸市场保证充分通风换气。

（3）保持环境卫生整洁，垃圾分类管理并及时清运。

（4）采取限流措施，适时调控进入农（集）贸市场人员数量；对进入农（集）贸市场所有人员进行体温检测，工作人员体温异常者不得上岗，体温异常的顾客拒绝入内。同时注意对其他可疑症状如咳嗽等的监测。

（5）进入农（集）贸市场所有人员应佩戴口罩。工作人员在营业期间，以及顾客购物过程中不可脱摘口罩。

（6）设置便利的洗手设施或提供手消毒剂，便于工作人员、顾客及时进行手卫生。

（7）设立临时隔离区域，以便对出现的疑似病例及时进行隔离。

61. 规范的农（集）贸市场设施的卫生学要求有哪些

（1）露天市场交易区宽敞通风；封闭市场保持空气流通，每天开窗换气两次，每次不少于 30 分钟，也可使用排气扇进行换气。

（2）下水道保持畅通，地面无污水、无积水、无淤积物；配备地面冲洗水龙头和消毒设施；污水排放符合相关规定。

（3）市场内垃圾做到日产日清，垃圾采用密闭化运输，市场运营不对道路和周围环境造成污染。

62. 如何对农（集）贸市场（地面、摊位、公共卫生间、垃圾等）进行预防性消毒

（1）市场每天结束经营活动后，做好环境卫生清洁，并进行一次全面消毒。地面可用含有效氯 500mg/L 的消毒液喷洒消毒，柜台（摊位）、货架、公共卫生间设施等可用含有效氯 500mg/L 的消毒液进行擦拭消毒。

（2）每日用含有效氯 500mg/L 的消毒液对垃圾桶进

行喷洒或擦拭消毒。

（3）可用含有效氯 500mg/L 的消毒液对使用过的笼具进行喷洒，或浸泡同浓度消毒液消毒 15 分钟后用清水冲洗干净。

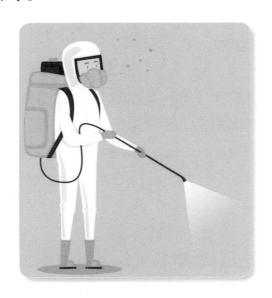

63. 农（集）贸市场工作人员个人防护要点有哪些

（1）工作人员在营业期间佩戴口罩。

（2）加强手卫生。及时使用洗手液（或肥皂）洗手或使用速干手消毒剂。

（3）宰洗等特殊摊位工作人员应穿工作服。工作服定期洗涤和消毒,可用含有效氯 500mg/L 的消毒液浸泡 30 分钟,然后常规清洗。

64. 农(集)贸市场消费者个人防护要点有哪些

消费者购物过程中应佩戴口罩并尽量减少在农(集)贸市场的停留时间。尽量采用非接触扫码付费。加强手卫生。购物过程中及从农(集)贸市场返回后,及时使用洗手液(或肥皂)洗手或使用速干手消毒剂揉搓双手。

65. 农(集)贸市场工作人员出现确诊/疑似病例后的处置要求有哪些

农(集)贸市场工作人员出现发热、干咳、乏力、鼻塞、流涕、咽痛、腹泻等可疑症状时,应当立即隔离,并及时报告所在地疫情防控部门。出现疑似症状的人员应及时由医疗机构做进一步排查;发现确诊病例后,应尽快送定点医疗机构就诊,并核实确认密切接触者(周围顾客、商户),对密切接触者实施不少于一个完整潜伏期时长的隔离观察。农(集)贸市场出现确诊/疑似病例后

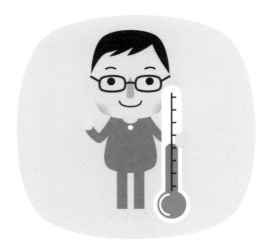

要对该农（集）贸市场进行终末消毒。

66. 室内空气消毒的方法有哪些

室内空气可以采用通风、紫外线消毒、化学消毒剂和空气消毒机消毒。可选用波长 254nm 紫外线灯，化学消毒剂可选用过氧乙酸、过氧化氢和二氧化氯等消毒剂，采用气溶胶喷雾或加热熏蒸的方法进行空气消毒。采用化学消毒剂时，必须在室内无人条件下进行，消毒作用时间达到后及时开窗通风。

三、个人防护篇

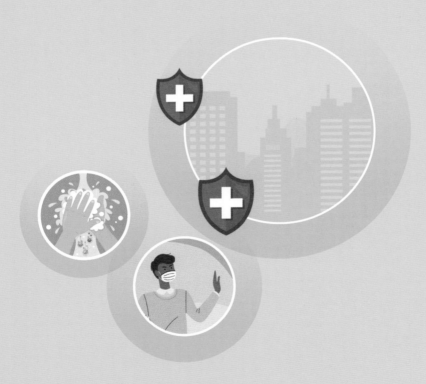

67. 哪些个人防护装备可以用于新发呼吸道传染病的防护

飞沫传播是新发呼吸道传染病主要的传播方式,可能的其他传播方式还包括接触传播等。可用于阻挡飞沫传播和接触隔离的个人防护装备包括医用口罩、呼吸器、护目镜、防护面罩、手套、隔离衣、防护服等。以上个人防护装备各项性能应符合相应的国家标准、行业标准等规定,且在有效期内使用。

68. 什么情况下需要洗手,如何正确进行洗手

洗手可以切断传染病的传播途径,是传染病防控个人层面简单有效的方法。个人在外出回家后、接触到污物后、咳嗽或打喷嚏后、护理老幼患者前、护理患者后、准备食物前、用餐前、如厕后等情况下应及时洗手。洗手时,取适量洗手液(肥皂),均匀涂抹至整个手掌、手背、手指和指缝。双手相互揉搓不少于 20 秒后,在流水下彻底冲净双手;使用速干手消毒剂时,挤取少量

1

在流水下，将
双手充分淋湿

2
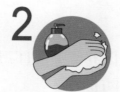
将双手均匀涂抹
洗手液（肥皂）
搓出泡沫

3 认真揉搓双手至少15秒，具体揉搓步骤如下：

a. 掌心相对，手指
并拢，相互揉搓。

b. 手心对手背沿
指缝相互揉搓，
交换进行。

c. 掌心相对，
双手交叉沿指
缝相互揉搓。

d. 双手指相扣，
互搓。

e. 一手握另一手大
拇指旋转揉搓，交
换进行。

f. 将五个手指尖并拢
在另一手掌心旋转揉
搓，交换进行。

g. 螺旋式擦洗手
腕，交替进行。

4

在流水下彻底
冲净双手

手消毒剂于掌心,双手揉搓至整个手掌、手背、手指和指缝。

69. 呼吸道传染病疫情期间不同人群如何选择口罩

佩戴口罩是呼吸道传染病疫情个人防护的重要手段,应根据工作性质和疫情风险选择使用口罩。频繁接触到患者的医务人员等高风险暴露人群应选择N95/KN95 及以上标准的医用防护口罩;可能接触到患者的急诊科工作人员、流行病学调查人员等属于较高风险暴露人群,可选用 N95/KN95 及以上标准的防护口罩;室内办公环境下工作者、在校学生、人员密集场所的公众等属于较低风险暴露人群,可选用一次性使用医用口罩;居家人员、户外空旷处活动者等属于低风险暴露人群,可不佩戴口罩。

70. 如何正确佩戴口罩

佩戴医用口罩时,要区分清楚正反面(颜色深的一面朝外,金属条在上方),佩戴前应清洁双手,佩戴后用双手压紧鼻梁两侧的金属条,使口罩上端紧贴鼻梁不留空隙,然后向下拉伸口罩,覆盖住鼻子和嘴巴;N95 或 KN95 口罩佩戴时有颜色的一面向外,有金属片的一边向上,将口罩上的金属片沿鼻梁两侧按紧,使口罩完全覆盖口鼻和下巴并紧贴面部。佩戴口罩后,需进行佩戴气密性检查,方法是双手捂住口罩呼气,若感觉有气体从鼻夹处漏出,应重新调整鼻夹,若感觉气体从口罩两侧漏出,需要进一步调整头带和耳带位置。

71. 口罩佩戴多久需要更换,什么情况下需要更换口罩

无论是哪种类型的口罩,使用时效都是有限的,需定期更换,一般是连续佩戴 4 小时则需要更换一次。口罩一般是避免重复使用的,但在疫情期间口罩供应不足情况下,可将使用后的口罩放于通风、干燥、向阳的环境下保存,并配合对口罩进行紫外线消毒或干热法(56℃,30 分钟)消毒处理,可以适当延缓口罩的更换频率。当口罩明显潮湿时,或口罩出现严重脏污、变形、损坏、有异味时,需立即更换口罩。当医务人员口罩在被患者血液、呼吸道或鼻腔分泌物等其他体液污染时,需立即更换口罩。

72. 使用过的口罩如何处理

健康人群佩戴过的口罩,按照生活垃圾分类的要求处理;有发热、咳嗽等症状者或确诊患者使用过的口罩,应该密封收集后投放到专用垃圾桶,按照医疗垃圾处理。

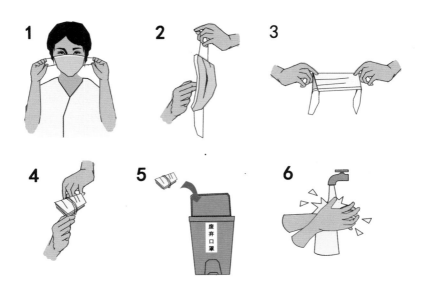

73. 皮肤、眼睛不慎沾染上消毒剂后如何紧急处理

使用消毒剂时要小心,需要提前仔细阅读说明书。

非皮肤使用消毒剂不慎沾染皮肤、眼睛后,应尽快用自来水或纯净水流水充分冲洗;若皮肤出现溃烂出血,眼睛持续有疼痛、流泪、畏光等症状,需尽快就近就医。

74. 酒精使用注意事项有哪些

酒精极易燃烧,居家使用 75% 乙醇消毒时需注意防火和爆炸风险。建议制备成酒精棉球,用以对局部身体皮肤的消毒擦拭。不能采用直接向人体或空气中喷洒酒精的消毒方式。

75. 含氯消毒液安全使用注意事项有哪些

含氯消毒剂包括液氯、84 消毒液、次氯酸钠等,化学性质不稳定,易受光、热和潮湿的影响,丧失其有效成分,溶于水之后亦不稳定。含氯消毒剂一般要求现用现配。配制和使用时需佩戴手套及口罩等。含氯消毒剂严禁与其他消毒或清洁产品混合使用,也不可通过直接喷洒的方式来进行人体消毒。皮肤沾染含氯消毒剂时,应立即用大量流动清水冲洗,眼部溅到消毒剂时要用清水或生理盐水连续冲洗,并尽快就医。消毒剂应储存于阴凉、通风处,远离火种、热源,避免阳光直射。

76. 对人体直接喷洒消毒剂进行消毒可取吗

消毒剂直接喷洒人体可能损害人体健康,引起皮肤过敏、皮肤和黏膜刺激性损伤、眼灼伤,不慎吸入后对呼吸道也会造成损伤,因此消毒剂直接喷洒人体是不可取的。但合理使用手消毒用的专用手消毒剂是安全的。

77. 钥匙、手机等个人小件物品应如何消毒

钥匙、手机等个人小件物品外表面可采用棉球蘸取医用酒精进行擦拭或用有效的消毒湿巾擦拭。患者和疑似患者的金属钥匙、手机等个人小件物品可以用消毒液浸泡消毒,如采用含有效氯 1 000mg/L 的含氯消毒剂浸泡 30 分钟后清洗晾干。

78. 收取快递时的注意事项有哪些

收取快递时优先考虑快递柜,采用定点收寄、定点投递的无接触方式交接。快递员上门投送快递时,尽量减少使用厢式电梯,避免触碰电梯按键,并缩短与顾客的近距离交谈时间。取件人到小区门口收取快递时,做好个人防护,避免人员聚集。收到包裹后,最好在门外拆除外包装,或对外包装进行消毒处理,并及时进行手卫生。

79. 疫情期间出租车司机、售货员、地铁安检人员等群体应采取哪些防护措施

出租车司机、售货员、地铁安检人员等群体的工作场所,应加强通风换气,可采用自然通风或机械通风。上述人员在工作过程中接触人多,每天应做好自身健康监测,确保上岗时身体状况良好,还应做好个人防护,建议佩戴口罩和手套,穿工作服,并减少交流时间;避免参加聚会、聚餐等群体性聚集性活动,同时加强手卫生,及时洗手或用速干手消毒剂揉搓双手。

80. 如何降低上下班途中受感染的风险

新发呼吸道传染病疫情期间上下班途中,尽量选择乘坐私家车或者出租车,避免乘坐人员集中、空气流通差的公共交通工具。如必须乘坐,务必全程佩戴口罩,乘坐期间减少交谈,与其他乘客保持一定距离,减少触碰车门、扶手等公用物品,乘坐完公共交通工具后及时进行手卫生。

81. 免疫力低下、有慢性病的易感人群如何进行防护

按医生要求接受治疗和管理已有的疾病。居家备齐药物、按时服药,密切观察所患疾病的症状变化和病情进展,加强与医生的联系。在新发呼吸道传染病疫情期间尽量避免外出,减少非必需的就诊次数。外出或就医时佩戴口罩,加强手卫生。若出现意识或行为改变、或其他突发异常情况,应及时联系医生或送医院就诊。

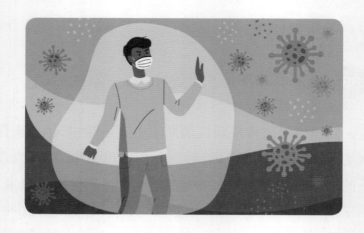

82. 在办公室等办公地点，大家是否需要持续佩戴口罩

办公室是新发呼吸道传染病疫情防控的重点场所，办公人员需要加强健康防护。单人办公室在保证每日通风良好的前提下，个人可不用佩戴口罩。多人共用办公室中的工作人员应佩戴口罩，以降低突发疫情时人员互相传染的风险。

83. 疫情期间，召开办公会议的注意事项有哪些

新发呼吸道传染病疫情期间尽量减少开会频次和

会议时长,建议尽量采用网络视频会议等远程会议方式。如必须召开面对面会议,应减少参会人数、缩短会议时间。会前开窗使会议室充分通风换气,并做好会议室环境清洁消毒。会议期间建议开窗或开门使空气流通,参会人员全程佩戴口罩,会议座席间距不少于 1m。会后及时对会场进行清洁消毒。有条件时,在会议室配备手消液或消毒纸巾供随时取用。

84. 托幼机构幼儿如何勤洗手

培养幼儿良好的手卫生习惯对于防控传染病很重要。托幼机构可参照"七步洗手法"采用做游戏、看动

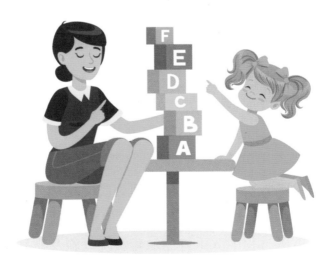

画等多种形式,教育幼儿做好手卫生。每日由保育员落实监督并教育幼儿洗手,确保在饭前、便后用洗手液(或肥皂)在流水下洗手。

85. 去医院就医时需要注意什么

新发呼吸道传染病疫情期间若需要就医,优先选择就近能满足诊疗需要的且就诊人数相对较少的医疗机构。去之前做好预约和了解疫情期间医疗机构的就诊流程。前往医院途中避免近距离接触他人,尽量选乘专车(私家车、救护车等)前往,乘坐时尽量开窗通风。就医时只做必要的检查和医疗操作。非发热患者就医时应避开发热门诊。就医时间尽可能缩短。就医全程佩戴口罩,及时进行手卫生。

86. 去医院就医时如何做好面部、手等裸露部位防护

新发呼吸道传染病疫情期间去医院就诊,建议穿长袖衣裤,尽量减少皮肤外露。全程佩戴口罩,也可佩戴手套。就医过程中双手避免触碰医院设施及物品,就医

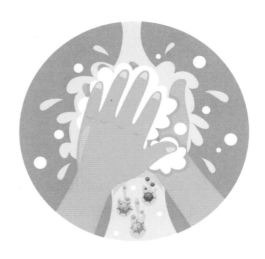

结束后及时使用洗手液（或肥皂）在流水下洗手或使用速干手消毒剂揉搓双手。

87. 从医院回家后穿着衣物如何消毒

新发呼吸道传染病疫情期间去医院看病、探视患者，或接触了一些有可疑症状的人，这种情况下需要对外套进行消毒处理。尽量选用物理消毒，必要时才选用化学消毒。如衣物耐高温，就可选用 56℃（132.8℉）浸泡 30 分钟的方式，或烘干机中 80℃（176℉）以上烘干 20 分钟。采用化学消毒剂浸泡消毒时，可以选用酚类消毒剂、季铵盐类消毒剂或以 84 消毒液为代表的含氯

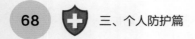

消毒剂（注意：含氯消毒剂可使有色织物褪色）。

88. 外卖送餐人员、快递人员如何做好个人防护

外卖送餐人员、快递员，因日常接触人员较多，存在较大感染风险。工作过程中应做好个人防护，佩戴口罩，穿工作服，有条件时，随身携带速干手消毒剂，随时进行手卫生。与顾客交谈时注意保持一定的安全距离，快递交接优先考虑使用快递柜，尽量做到无接触配送。每日进行自我健康监测，如出现发热、咳嗽、咽痛、胸闷、呼吸困难、乏力、恶心呕吐、腹泻等可疑症状时应立即停止工作，尽快就诊，严禁带病上岗。

89. 自己出现发热、咳嗽等症状时该怎么办

当出现发热、咳嗽等症状时，个人应平和心态，佩戴好口罩，避免与他人近距离接触；及时前往定点医疗机构就诊。前往途中尽量乘坐私家车等个人交通工具。就诊时配合医生完成必要的病情问询和检查，就诊期间注意个人防护，就诊完后及时进行手卫生。

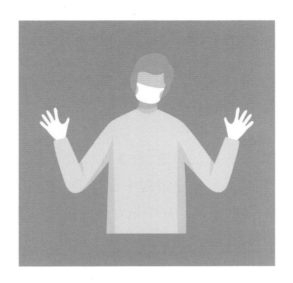

90. 乘坐公共交通工具如何做好个人防护

　　乘坐公共交通工具前佩戴口罩,在站台上与他人间隔 1m,有序上车。乘坐公共交通工具时应分散而坐,全程佩戴口罩。不用手随意触碰外物或直接揉眼睛。避免与周围人闲聊,避免吃东西。乘客在旅程中应注意手卫生,及时洗手或使用速干手消毒剂揉搓双手,有肉眼可见污染物时应使用洗手液(或肥皂)在流水下洗手。当有出现疑似或确诊病例时,乘客应听从工作人员的安排,不可私自离开。

91. 如何在火车、飞机等这种密闭空间内做好卫生防护

乘客需全程佩戴口罩,有条件可戴手套,并尽量减少接触公用物品。乘坐过程中加强手卫生。乘客之间尽量保持一定的距离。途中做好健康监测与管理,出现可疑症状时应主动避免接触其他人员并及时上报。发现身边出现可疑症状的人员时应及时报告。

92. 疫情期间公共场所工作人员如何进行个人防护

工作人员每天上班和下班前进行体温测量并做好记录,体温超过 37.3℃（99.1℉）者不能上岗。上岗过程中注意身体状况,当出现发热、咳嗽等症状时,立即停止工作,及时去定点医院就诊。加强手卫生,工作过程中随时进行手卫生,洗手

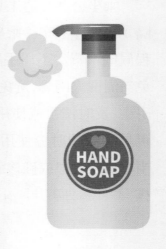

或使用速干手消毒剂，有肉眼可见污染物时，应用洗手液（或肥皂）在流水下洗手。注意个人防护，工作期间应佩戴口罩，穿工作服。当有疑似或确诊病例出现时，需在专业人员指导下做好个人防护。

93. 商场、超市出现疑似病例情况下，工作人员如何做好个人防护

商场、超市发现疑似病例后，及时将疑似病例安置到应急隔离区。工作人员应立即戴好口罩、护目镜、一次性手套等个人防护装备，必要时穿防护服。在随后的处置过程中，尽量与疑似病例保持不低于 1.5m 以上距离，同时做好手卫生。

94. 隔离病区工作人员如何进行个人防护

建议穿戴工作服、一次性工作帽、一次性手套、防护服、医用防护口罩或动力送风过滤式呼吸器、防护面屏或护目镜、工作鞋或胶靴、防水靴套等。在日常工作中应严格采取手卫生措施，尤其是戴手套和穿个人防护装备前，对患者进行无菌操作前，有可能接触患者血液、体

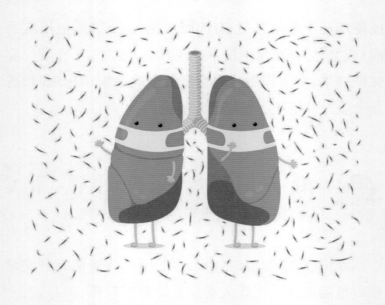

液及其污染物品或污染环境表面之后,脱去个人防护装备过程中,需特别注意执行手卫生措施。

95. 去医院探视患者回家后应该怎样做

医院属于高风险场所,新发呼吸道传染病疫情期间从医院探视患者回来后,应及时进行手卫生,使用洗手液(或肥皂)在流水下或使用速干手消毒剂揉搓双手。去医院探视时佩戴过的口罩不能随意丢弃,应该将口罩外表面向里对折后投入专门垃圾箱。去医院所穿衣物建议及时进行清洗消毒,尽量选用物理消毒,必要时可选用化学消毒。如衣物耐高温，可选用 56℃（132.8℉）浸泡 30 分钟或烘干机 80℃（176℉）以上烘干 20 分钟。采用化学消毒剂浸泡消毒时，可选用酚类消毒剂、季铵盐类消毒剂和以 84 消毒液为代表的含氯消毒剂（注意：含氯消毒剂可使有色织物褪色）。

96. 学校如何加强个人健康防护

加强对师生传染病防护知识宣传。储备必要的卫生防护用品，如口罩、速干手消毒剂、消毒湿巾等。倡导"口罩文明"，人员近距离交流时要佩戴口罩。避免集中就餐，采用分时错峰分餐。倡导良好个人卫生习惯，咳嗽时要遮挡口鼻、不随地吐痰、不乱扔杂物、废弃口罩要定点投放。加强手卫生，餐前、如厕后、双手触碰外物后等情况下及时使用洗手液（或肥皂）在流水下洗手或使用速干手消毒剂揉搓双手。

97. 普通民众疫情期间如何做到"口罩文明"

合理选用口罩,应根据工作性质和疫情风险等级选用口罩,选用方法参见问题 69 ;前往人员密集场所(包括医院、机场、车站、飞机、火车、超市、餐厅等)时、在集中办公、学习条件下,以及警察、保洁员、保安、快递等从业人员均需要佩戴口罩;掌握正确佩戴口罩的方法,佩戴口罩前先洗手,佩戴时将口罩较深颜色一面向外,有金属条的一边向上,拉开口罩,使口罩完全覆盖口、鼻和下巴,然后把口罩的金属条沿鼻梁两侧按紧,使口罩紧贴面部;注意使用口罩卫生,口罩佩戴期间,避免用手触摸口罩。口罩如有破损或弄污,应立即更换。口罩连续佩戴不宜超过 4 小时。废弃口罩不能随意丢弃,应集中收集在指定垃圾箱中。

98. 密切接触者应该注意哪些问题

新发呼吸道传染病患者的密切接触者应采取至少一个潜伏期时长(从和患者接触的最后一天算起)的医学隔离期,具体措施如下:

（1）密切接触者最好在通风良好的单人房间隔离。

（2）隔离房间保持卫生清洁，垃圾及时处理。

（3）密切接触者注意个人卫生，咳嗽或打喷嚏时遮挡口鼻，及时进行手卫生。

（4）密切接触者减少近距离接触他人，进入密切接触者居住房间的人员均应佩戴口罩。

（5）密切接触者毛巾、浴巾、床单、餐（饮）具等物品单独使用和清洗，隔离期间对上述物品加强消毒。

（6）每日对家庭成员共用设施如浴室、马桶、洗手池等表面进行清洁和消毒。

（7）若密切接触者出现发热、咳嗽、咽痛、胸闷、呼吸困难、轻度食欲缺乏、乏力、精神稍差、恶心呕吐、腹泻、头痛、心慌、结膜炎、轻度四肢或腰背部肌肉酸痛等，应立即就医。

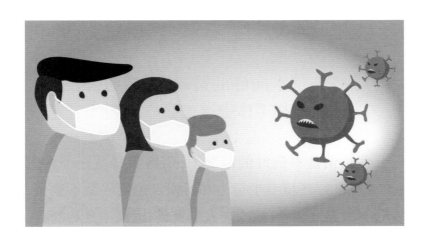

99. 新发呼吸道传染病疫情期间，个人如何做好手卫生

疫情期间，个人需要做好手卫生。手卫生包括洗手和使用手消毒剂两种方式。可以用洗手液（或肥皂）在流水下洗手；可以选用含醇速干手消毒剂或醇类复配速干手消毒剂揉搓双手；也可直接用 75% 乙醇擦拭双手。对于醇类过敏者，可选择季铵盐类等有效的非醇类手消毒剂。特殊条件下，也可选用 3% 过氧化氢消毒剂、0.5% 碘伏或 0.05% 含氯消毒剂等擦拭或浸泡双手，并适当延长消毒作用时间，若无消毒剂也可用有效的消毒湿巾擦拭双手。有肉眼可见污染物时应先使用洗手液在流水下洗手，然后按上述方法消毒。

100. 疫情基本向好的情况下，普通公众在日常生活和工作中该怎么做

在疫情基本向好的情况下，仍然需要做好个人防护，养成良好环境卫生行为和习惯。建议尽量不聚会、聚餐等聚集性活动；减少去人员聚集、通风不良的场所；

勤洗手、讲究手卫生、注意咳嗽礼仪；居家和工作时保持室内空气流通，勤开窗通风，做好环境清洁消毒；外出或排队时，注意与他人保持 1m 以上安全距离；每日做好自身健康监测，如有可疑症状，及时就医。

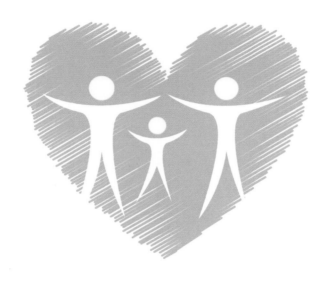

参考文献

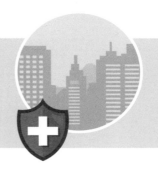

［1］全国人民代表大会常务委员会. 中华人民共和国传染病防治法（2013年修订）. 2013-6-29.

［2］中华人民共和国卫生部. 消毒技术规范（2002年版），2002-11.

［3］中华人民共和国国务院. 突发公共卫生事件应急条例. 国务院令第376号，2003-5.

［4］中华人民共和国国务院. 医疗机构管理条例. 国务院令第149号，1994-2.

［5］中华人民共和国卫生部. 医院感染管理办法. 卫生部令第48号，2006-7.

［6］中华人民共和国卫生部. 医疗机构消毒技术规范WS/T 367-2012. 卫通〔2012〕6号，2012-4.

［7］邹自英，朱冰，曾平，等. 一次性医用防护口罩不同佩戴时间的细菌学评价. 西南国防医药，2007，17（6）：826-827.

［8］国家卫生健康委疾控局. 预防新型冠状病毒感染的肺炎口罩使用指南，2020-1-30.